Annette Kerckhoff, Johannes Wilkens
Schlaganfall

Was tun bei ...

Schlaganfall

Vorbeugung und Nachbehandlung

Annette Kerckhoff
Johannes Wilkens

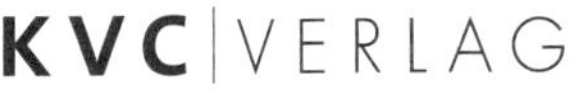

KVC Verlag | NATUR UND MEDIZIN e. V.
Am Deimelsberg 36, 45276 Essen
Tel.: (0201) 56305 70, Fax: (0201) 56305 60
www.kvc-verlag.de

Kerckhoff, Annette; Wilkens, Johannes
Schlaganfall – Vorbeugung und Nachbehandlung

Wichtiger Hinweis: Jede Dosierung oder Applikation erfolgt auf eigene Gefahr des Benutzers. Geschützte Warennamen (Warenzeichen) werden nicht besonders kenntlich gemacht.

ISBN 978-3-96562-008-7

3., bearb. Aufl. 2019
Abbildung S. 78: Peter E. Reiche, Berlin

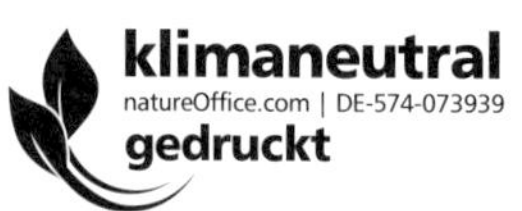

Umschlaggestaltung: eye-d Designbüro, Essen
Druck: Union Betriebs-GmbH, Rheinbach

Inhalt

V. Homöopathie und anthroposophische Medizin bei Schlaganfall 49

Einleitung

Über 200 000 Menschen erleiden in Deutschland jedes Jahr einen Schlaganfall.

Auch wenn es so scheint, als ob der Schlaganfall die Betroffenen aus dem Nichts heraus trifft, entwickelt er sich doch auf dem Nährboden zahlreicher Risikofaktoren, wie z. B. Arteriosklerose, Bluthochdruck, Diabetes, Rauchen usw. Der Schlaganfall selbst ist lediglich die „Spitze des Eisberges".

Will man einem Schlaganfall vorbeugen, so muss man verstehen, was es mit diesen Risikofaktoren auf sich hat und wie sie sich gegenseitig in fataler Weise verstärken. Dieses Wissen scheint uns für jeden Laien elementar. Unsere Empfehlung ist daher in erster Linie: Gewinnen Sie eine Einsicht in die Zusammenhänge des eigenen Körpers, die gerade beim Schlaganfall ebenso komplex wie spannend sind.

Aus diesem Grund nimmt im vorliegenden Ratgeber die Erläuterung des Gefäßsystems und der Risikofaktoren des Schlaganfalls einen breiten Raum ein, ebenso wie die daraus resultierenden Maßnahmen zur Vorbeugung und Behandlung. Denn bei jeder Erkrankung, insbesondere aber

beim Schlaganfall und bei Herz-Kreislauferkrankungen, ist die Eigeninitiative des Patienten gefordert.
Das Gute am vorgestellten Behandlungskonzept: Auch nach einem Schlaganfall gibt es ermutigende Behandlungsansätze. So möchten wir in diesem Ratgeber vor allem zwei Strategien zur unterstützenden Behandlung bei Schlaganfall vorstellen, die in Studien und in der Anwendung vielversprechende Ergebnisse erzielen – und zwar auch dann, wenn der Schlaganfall schon Jahre zurückliegt.
Hierbei handelt es sich in erster Linie um ärztliche Therapien, nämlich die Behandlung

1. mit einem individuell gewählten homöopathischen Arzneimittel und
2. mit einem standardmäßig verabreichten anthroposophischen Kombinationspräparat zusammen mit einem homöopathischen Arzneimittel.

Diese Strategien wurden vom Autor in seiner langjährigen ärztlichen Tätigkeit in einer Reha-Klinik entwickelt. Wir möchten Betroffene, die einen Schlaganfall erlitten haben, aber auch dazu ermutigen, einen homöopathischen Arzt aufzusuchen, um sich mit individuell gewählten Arzneimitteln unterstützend behandeln zu lassen. Ist Ihnen dies nicht möglich, so bitten Sie einen konventionellen Arzt, die Behandlung mit dem angesprochenen anthroposophischen Kombinationspräparat durchführen zu lassen!

Am Ende dieses Ratgebers finden Sie **Hinweise für den behandelnden Arzt**.

* * *

Wir danken besonders Dr. Michael Teut für zahlreiche Tipps.
Prof. Dr. Ingram Schulze-Neick, Klinikum der Universität München, und Britta Bebenroth, Leitung Bildungsgang Gesundheit am Alice-Salomon-Berufskolleg Bochum, haben dazu beigetragen, dass die komplexen Zusammenhänge des Herz-Kreislaufsystems im ersten Kapitel noch verständlicher dargestellt werden konnten.

I. Blut, Blutgefäße und Kreislauf

Das Herz-Kreislaufsystem

Um verstehen zu können, was beim Schlaganfall passiert, ist es sinnvoll, zunächst einen Blick auf den gesunden Organismus zu werfen.
Als **Arterien** (Schlagadern) werden Blutgefäße bezeichnet, die vom Herzen weg führen (im Gegensatz zu Venen, die zum Herzen hinführen). Arterien sind elastische Röhren, deren Aufgabe es ist, das Blut zu den Organen zu führen. Arterien haben eine dicke Muskelschicht, um den konstanten Blutstrom zu gewährleisten.
Die Weit- bzw. Engstellung der Arterien durch diese Muskelschicht kann durch das vegetative, d. h. das unwillkürliche Nervensystem zusätzlich beeinflusst werden und damit auch durch Stress oder Angst (dies ist u. a. ein Faktor für die Entstehung von Bluthochdruck).
So werden viele Gefäße unter Stress oder Angst enggestellt. Ausgekleidet sind Arterien mit einer Innenschicht, der Intima.

Normalerweise sind die Arterien elastisch und gleichbleibend durchlässig. Es gibt keine Verengungen, die Innenschicht ist glatt. Das Blut fließt gleichmäßig.

Verdeutlichen wir uns den Verlauf der Arterien. Die **linke Herzkammer** pumpt sauerstoffreiches Blut in den **Körperkreislauf**. Hier zweigen zunächst die Herzkranzgefäße ab, die den Herzmuskel selbst versorgen, bald darauf die Halsschlagadern, die sauerstoffreiches Blut zu Kopf und Gehirn führen. Im weiteren Verlauf verzweigen sich die großen Arterien immer weiter, um schließlich in einem Netz von Haargefäßen (Kapillaren) das Gewebe zu durchziehen und hier den Sauerstoff abzugeben. Die Kapillaren sammeln sich anschließend zuerst zu kleineren, dann zu größeren Venen, die schließlich in Sammelvenen im rechten Herzen münden.

Die **rechte Herzkammer** pumpt (sauerstoffarmes) Blut in die **Lunge**, wo es erneut mit Sauerstoff angereichert und dann über das linke Herz wieder in den Körperkreislauf ausgeschüttet wird.

Die Abbildung zeigt den Blutfluss im Körper- und im Lungenkreislauf. Die Blutversorgung des Gehirns ist Teil des Körperkreislaufes.

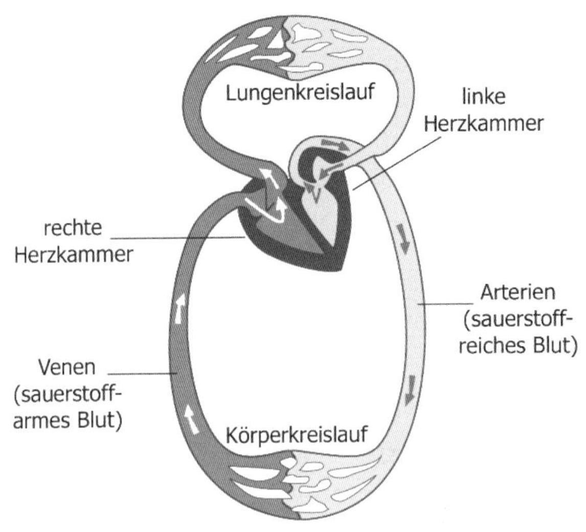

Abbildung 1:
Blutfluss im Körper- und im Lungenkreislauf

Thrombus und Embolus

Gerinnungsstoffe im Blut sorgen dafür, dass sich die Blutgefäße bei Verletzungen schnell wieder verschließen. Aber auch bei Stauungen und Engpässen in den Blutgefäßen, bei einer Verlangsamung des Blutflusses oder Entzündungen werden die Gerinnungsfaktoren des Blutes, die stets in unserem Blut kursieren, aktiv. Es bildet sich ein Blutgerinnsel, das man als Thrombus bezeichnet (griechisch für „Klumpen, geronnene Masse“) und an den Innenwänden der Blutgefäße haften bleiben kann.

Der Thrombus hat eine gefäßeinengende Wirkung vor Ort. Gefährlich wird es, wenn sich der Thrombus losreißt. Man spricht dann von einem Embolus (griechisch für „hineinwerfen“). Der Embolus wird weiter und weiter durch das Gefäßsystem geschwemmt, bis er in den sich wieder verengenden Blutgefäßen stecken bleibt und diese verschließt: Es kommt es zu einer Embolie.

Lungenembolie

Die bekannteste Form der Embolie ist die Lungenembolie. Dabei reißt sich der Thrombus beispielsweise aus einer Beinvene los, wird zum Herzen und durch die rechte Herzkammer in die Lunge geschwemmt. Hier verengen sich die Gefäße wieder: Das Blutgerinnsel bleibt früher oder später stecken. Die Lunge kann ihre Funktion nicht mehr ausüben. Der Sauerstoff gelangt nicht ins Blut. Eine akute lebensbedrohliche Situation ist die Folge. Der Kreislauf kann zum Erliegen kommen, weil die rechte Herzkammer das Blut nicht mehr durch die Lunge pumpen kann und in seiner Pumpleistung versagt.

Der Infarkt

Wie sieht nun die Situation beim Schlaganfall aus? Ein Thrombus kann sich in den Hirnarterien selbst bilden. Er führt vor Ort zu einer Verengung des Blutgefäßes und damit zu einer Durchblutungsstörung.

Genauso gut kann der Hirninfarkt als Hirnembolie durch einen Embolus verursacht werden, der ursprünglich aus der linken Herzkammer, aus der Halsschlagader oder einer Hirnarterie stammt. Darüber hinaus gibt es bei etwa fünf Prozent der Bevölkerung eine Öffnung zwischen der linken und der rechten Herzkammer (persistierendes *Foramen ovale*). Durch diese Öffnung, eine Herzfehlbildung, kann z. B. ein Thrombus aus den Venen der Beine an der Lunge vorbei geschleust werden und ins Gehirn gelangen.

Fast regelmäßig sind bei älteren Schlaganfallpatienten Herzrhythmusstörungen zu finden. Diese führen zu Veränderungen in der Fließgeschwindigkeit des Blutes, wodurch es wiederum leichter zu einem Schlaganfall kommen kann.

Sind die Arterien und das Herz krankhaft verändert – d. h. entzündet, brüchig, durch Ablagerungen verengt –, so bildet sich leichter ein Thrombus, der sich wiederum als Embolus loslösen und ein wichtiges Blutgefäß verschließen kann.

II. Der Schlaganfall

Anzeichen eines Schlaganfalls

Der Schlaganfall (*Apoplex*) ist eine der Hauptursachen für eine lebenslange Behinderung im Erwachsenenalter und zusammen mit dem Herzinfarkt in Europa die häufigste Todesursache. Auch die Folgekosten sind immens. Ca. 10 % der Ausgaben der Krankenkassen sind mit diesem Beschwerdebild verbunden.

Die Sterblichkeit nach einem Schlaganfall ist nach wie vor sehr hoch. Von hundert Schlaganfall-Patienten sterben ca. 20 Patienten innerhalb der ersten vier Wochen, und nur 60 Patienten überlegen das erste Jahr. Von diesen Überlebenden bleiben fast zwei Drittel langfristig behindert.

Beim Schlaganfall kommt es zu einer akuten Durchblutungsstörung im Gehirn. „Schlagartig" geht Nervengewebe des Gehirns zugrunde. Je nachdem, welche Bereiche im Gehirn betroffen sind, kommt es zu unterschiedlichen Symptomen.

Die Anzeichen eines Schlaganfalls sind im Folgenden kurz zusammengefasst:

- Zu Beginn treten Kopfschmerzen, Übelkeit, Erbrechen auf.
- Je nachdem, welcher Bereich im Gehirn betroffen ist, treten neurologische Probleme auf. Häufig kommt es zu einer Halbseitenlähmung, zu Sensibilitätsstörungen, Aphasie (Sprachstörung), Harninkontinenz oder -verhalt, Bewusstseinstrübung, Verwirrtheit, Orientierungsverlust, Teilnahmslosigkeit.
- Daneben können Drehschwindel, Übelkeit und Erbrechen, Schluck- und Sprechstörungen, Sehstörungen oder halbseitiger Gesichtsfeldausfall auftreten.
- Die Beschwerden schreiten schnell, in Minuten bis Stunden, fort.

Beim rechtsseitigen Schlaganfall ist die linke Körperseite betroffen, beim linksseitigen die rechte Körperseite.

Achtung! Bei Verdacht auf Schlaganfall bitte umgehend den Notarzt **112** rufen!

Ursachen eines Schlaganfalls

In ca. 80 % der Fälle ist die Ursache für einen Schlaganfall der **Verschluss** eines Blutgefäßes im Gehirn. Das dahinterliegende Gewebe wird nicht mehr mit Sauerstoff und Nährstoffen versorgt und stirbt ab. Medizinisch spricht man von einer „Ischämie" (Mangeldurchblutung), einem ischämischen Hirninfarkt oder einem „weißen" Schlaganfall, da dieser – im Gegensatz zum „roten Schlaganfall" – unblutig verläuft.

In 20 % der Fälle reißt beim Schlaganfall ein Blutgefäß im Gehirn ein, es kommt zu einer **Blutung** – deswegen spricht man hier auch von einem „roten Schlaganfall". Jede Blutung im Gehirn ist außerordentlich gefährlich: Das empfindliche Gehirngewebe kann sich durch die äußere Begrenzung der Schädelknochen nicht ausdehnen. Es ist dem Druck der Blutung ausgesetzt und kann im Extremfall komprimiert (zusammengedrückt) werden.

Hirnblutung und Hirninfarkt treten in der Regel auf dem Boden krankhafter Veränderungen in den Blutgefäßen auf, wie sie noch genauer beschrieben werden.

Warnzeichen eines Schlaganfalls

Gerade weil der Schlaganfall eine Folgeerscheinung von Gefäßveränderungen und -erkrankungen darstellt, gibt es eine Reihe von Warnzeichen, die auf Durchblutungsstörungen im Gehirn und auf einen drohenden Schlaganfall hinweisen. Dabei kommt es meist zu Kopfschmerzen in Zusammenhang mit folgenden Symptomen:

- Vorübergehende (reversible) neurologische Ausfallerscheinungen wie Missempfindungen oder Taubheitsgefühle in einer Hand oder einem Bein
- Doppelt-Sehen
- Schluckstörungen
- Schwindel
- Ausgeprägte vorübergehende Konzentrations-, Wortfindungs- oder Gedächtnisstörungen

Achtung! Vorübergehende Durchblutungsstörungen des Gehirns sind ein sehr ernstes Warnzeichen!
Sie hinterlassen in den frühen Stadien noch keine bleibenden Schäden an Gehirn und Herz. Wenn sie jedoch nicht behandelt werden, ist ein Schlaganfall zu befürchten! Deshalb unbedingt den Arzt aufsuchen!

Aus medizinischer Sicht werden Durchblutungsstörungen des Gehirns in mehrere Stadien eingeteilt:

1. Durchblutungsstörungen, die noch keine Symptome oder Beschwerden verursachen und daher unbemerkt bleiben
2. TIA = transitorische ischämische Attacke, d. h. vorübergehende, anfallsartige Durchblutungsstörung; es kommt zu Symptomen, z. B. einer Lähmung von Gesichts- und Armnerven, die sich innerhalb von 24 Stunden zurückbilden.
3. PRIND = prolonged ischaemic neurological deficit, d. h. verlängertes neurologisches Defizit aufgrund einer Durchblutungsstörung; es treten neurologische Symptome wie bei TIA auf, die über mehr als 24 Stunden anhalten, sich aber vollständig zurückbilden.
4. PS = progressive stroke, d. h. sich entwickelnder Schlaganfall; innerhalb von vier Wochen allmählich fortschreitende Symptomatik, die sich nur teilweise zurückbildet.
5. CS = completed stroke, vollendeter Schlaganfall; Gehirninfarkt mit bleibenden Schäden.

Herz- und Hirninfarkt

Der Begriff „Hirninfarkt“ erinnert an den „Herzinfarkt“. Tatsächlich laufen im Vorfeld beider Ereignisse ähnliche Prozesse ab. Wenn man diese Prozesse versteht, kann man einem Schlaganfall selbst oder weiteren Folgeerkrankungen leichter vorbeugen.

Der Begriff „Infarkt“ geht auf das lateinische Verb *infarcire* = hineinzwingen zurück. Er bezeichnet im engeren Sinne ein „verstopftes“ Gefäß, im weiteren Sinne das Absterben von Gewebe durch vollständigen Verschluss der zuführenden Arterie und nachfolgende Sauerstoffunterversorgung.

Risikofaktoren für arterielle Infarkte

Wir haben gesehen, dass die Ursache eines Schlaganfalls eine Blutung oder der Verschluss eines Hirngefäßes durch einen Thrombus ist. Doch weshalb bildet sich überhaupt ein Thrombus? Weshalb reißt ein Blutgefäß?
Die korrekte Antwort ist: Es gibt keine alleinige Ursache, sondern vielmehr eine ganze Reihe von

Faktoren, die das Risiko einer Hirnblutung oder eines arteriellen Verschlusses im Gehirn erhöhen.

Arteriosklerose

Die Arteriosklerose (das griechische Wort *skleros* heißt „hart, spröde“) ist der wichtigste Risikofaktor für Schlaganfall und Herzinfarkt. Bei der Arteriosklerose kommt es zu entzündlichen Prozessen an der Innenwand der Arterien, der Intima. Dadurch kommt es zu Ein- und Ablagerungen, sogenannten Plaques. Die Folgen sind:

- Die Innenwände der Gefäße sind permanent gereizt und entzündet.
- Die Plaques brechen immer wieder auf. Durch ihr Aufbrechen entsteht stetig aufs Neue für die im Blut kursierenden Gerinnungsfaktoren der Reiz zur Anlagerung von Blutgerinnseln – sie wollen die „Wunde“ verschließen.
- Die Eigenschaften der Arterien, also Geschmeidigkeit, Elastizität, Glätte, Selbstreparatur, sind beeinträchtigt.
- Die Blutgerinnsel und die Plaques selbst verringern den Gefäßdurchmesser. Dadurch wird

der Gefäßwiderstand gesteigert. Das Herz versucht, seine Pumpleistung aufrecht zu erhalten und muss dazu einen höheren Druck aufbringen.

- Teile der Plaques, aber auch die Blutgerinnsel selbst, können sich losreißen und eine Embolie verursachen.

Trotz allmählicher Veränderung der Gefäße können über einen längeren Zeitraum Beschwerden ausbleiben. Unser Körper verfügt über eine Vielzahl von Kompensationsmechanismen. Erst wenn diese ausgeschöpft sind und die letzte Reserve verbraucht ist, kommt es zu dann meist katastrophalen Symptomen.

Bluthochdruck (Hypertonie)

Bluthochdruck ist ebenfalls ein wichtiger Risikofaktor für den Schlaganfall. Es ist leicht nachvollziehbar, dass ein permanent erhöhter Druck der Pulswelle, die durch die Arterien strömt, die Gefäße belastet. Durch den Druck kommt es zu winzigen Verletzungen der Intima der Blutgefäße. Durch die Gefäßbelastung steigt zudem das Risiko, dass ein Blutgefäß reißt.

Herzrhythmusstörungen

Bei bestimmten Herzrhythmusstörungen (Vorhofflimmern) wird das Blut nicht zügig durch das Herz transportiert, sondern kann, wie ein träge fließender Fluss an den Uferrändern, an den Herzinnenstrukturen stagnieren und dort „andicken". Dies begünstigt unmittelbar die Gerinnung und die Bildung von Thromben, welche dann als Emboli in die Adern des Gehirns geschwemmt werden.

Zuckerkrankheit (Diabetes mellitus)

Beim Diabetes mellitus, einer Störung im Zuckerstoffwechsel, kursiert im Blut ein hoher Zuckerspiegel, insbesondere bei Entgleisungen des Zuckerhaushaltes. Auch der Insulinspiegel ist je nach Form des Diabetes verändert. Die Folge davon: eine Schädigung der Gefäßwände – der Zucker „kandiert" die zarte Innenschicht der Blutgefäße geradezu, wodurch sie steif und ebenfalls in ihrer Funktion geschädigt werden. Außerdem wird beim Diabetes statt des Zuckers Cholesterin als Energiequelle herangezogen, da durch den Insulinmangel Zucker nicht in die Zelle aufgenommen werden kann. Die Abfallprodukte dieser Cholesterin-Verstoffwechselung werden in den Gefäßwänden eingelagert.

Rauchen

Nikotin verengt die Gefäße, dies kann man deutlich an den häufig bei Rauchern auftretenden kalten Händen und Füßen beobachten. Rauchen steigert die Verklumpungsneigung des Blutes. Das im Zigarettenrauch enthaltene Kohlenmonoxid, welches sich in der Lunge an die roten Blutkörperchen bindet (und damit den Sauerstoff verdrängt), verursacht Schäden an den Gefäßinnenwänden und eine vermehrte Ausschüttung von Stresshormonen. Durch die Blockade der roten Blutkörperchen wird die Sauerstoffversorgung des Körpers verringert.

Erhöhte Blutfette

Erhöhte Blutfette können durch ererbte Fettstoffwechselstörungen verursacht werden oder in Zusammenhang mit Grunderkrankungen wie Diabetes, Gicht oder Schilddrüsenunterfunktion stehen. Außerdem haben die Ernährung und der

allgemeine Lebensstil (z. B. übermäßiger Alkoholkonsum) einen Einfluss auf die Blutfette.
Als besonders schädlich gilt das Cholesterin LDL (low density lipoprotein). Ist der Blutfettspiegel von LDL hoch, steigt die Wahrscheinlichkeit, dass es sich an den Innenwänden der Blutgefäße anlagert. Besonders gerne lagert es sich an, wenn es mit Sauerstoff reagiert (oxidiert). Bei Rauchern neigt das LDL weitaus eher zur Oxidation als bei Nichtrauchern.

Übermäßiger Alkoholkonsum

Übermäßiger Alkoholkonsum bewirkt einen Anstieg des Blutfettspiegels. Man geht davon aus, dass drei oder mehr Drinks pro Tag das Risiko, einen Schlaganfall zu erleiden, um über 40 Prozent erhöhen.
Bei einem Alkoholgenuss von mehr als 30 g (ca. ¼ Liter Wein oder Bier) pro Tag steigt außerdem der Blutdruck. Die Grenzwerte für Frauen sind beim Alkoholkonsum etwa ein Drittel unter denen von Männern.

Übergewicht

Starkes Übergewicht belastet das Herz-Kreislaufsystem und die Blutgefäße. Übergewicht begünstigt erhöhte Blutfette und Diabetes mellitus (Altersdiabetes, Typ II).

Bewegungsmangel

Bewegungsmangel führt dazu, dass die Gefäßmuskulatur nicht ausreichend trainiert wird und der Blutfluss stockt. Außerdem begünstigt Bewegungsmangel wiederum Übergewicht.

Stress

Man weiß mittlerweile, dass eine anhaltende Stressbelastung ohne die notwendigen Erholungs- und Entspannungsphasen zu Veränderungen an Herz und Gefäßen führen kann. Im Stresszustand schüttet der Körper Adrenalin aus. Dieses Stresshormon bewirkt, dass der Körper schnell auf eine Gefahrensituation reagieren kann. Das Blut wird in Organe und Körperteile gepumpt, die in solch einer Situation am wich-

tigsten sind: das Herz, die Lunge und die Muskulatur. Atmung und Herzschlag werden schneller, der Puls steigt, der Blutdruck erhöht sich.
All diese Reaktionen sind von der Natur für einen Moment der akuten Gefahr bzw. eine Situation, in der schnell reagiert werden muss, eingerichtet. Hält die Belastungssituation an – und das ist im Alltag des modernen Lebens nicht selten –, so werden die Muskelfasern des Herzens und der Arterien durch das ständige, heftige Zusammenziehen geschädigt.

Gar nicht selten sind im klinischen Alltag auch Patienten zu finden, die nach einem akuten Schockereignis (Tod des Lebenspartners oder von Familienangehörigen, Autounfall etc.) das Gefühl haben „vom Schlag getroffen zu werden". Massive emotionale Belastungen können bis in den Körper „durchschlagen".

Erhöhter Hämatokrit

Das Blut enthält flüssige und feste Bestandteile. Der Anteil der festen Bestandteile wird als Hämatokrit bezeichnet. Er lässt sich mittels Zentrifugation in einer Blutuntersuchung ermitteln. Je höher der Hämatokrit ist, desto dickflüssiger ist das Blut.

Es ist leicht nachvollziehbar, dass bei einem erhöhten Hämatokrit die Passage durch die Blutgefäße erschwert ist und die Thrombenbildung begünstigt wird.

Achtung! Der Hämatokrit sollte im fortgeschrittenen Alter bei Männern nicht über 54 %, bei Frauen nicht über 47 % liegen.

Antibaby-Pille

Die Wirkstoffe der Antibaby-Pille haben einen Einfluss auf die Gerinnungsfaktoren des Blutes: Das Blut gerinnt unter ihrem Einfluss leichter. Durch die Einnahme der Pille steigen die Zucker- und Fettwerte im Blut leicht an, ebenso der Blutdruck.

Vorsicht! Die Kombination von Pille und Zigarettenkonsum erhöht das Risiko einer Thrombenbildung deutlich.

Familiäre Belastung

Liegen in der Familiengeschichte gehäuft Herz-Kreislauferkrankungen vor, ist die Wahrscheinlichkeit, einen Schlaganfall zu erleiden, erhöht. Dies hat nicht nur genetische Ursachen. Es muss

auch bedacht werden, dass durch den Familienalltag und die Erziehung unter Umständen eine ungesunde Lebensweise von Generation zu Generation weiter vermittelt wird.
Bei einer familiären Belastung ist es also besonders wichtig, durch Ernährung, Bewegung, Stressmanagement u. a. bewusst ein Gegengewicht zu schaffen und somit ein mögliches genetisches Risiko einzudämmen.

Migräne

Als weiterer Risikofaktor für den Schlaganfall gilt mittlerweile die Migräne. Als Ursache von Migräne werden neben einer gestörten Funktion der Blutgefäße im Gehirn externe Faktoren (Wetter, Ernährung, Stress) und psychosomatische Anteile diskutiert.

Übersicht der Risikofaktoren	
Risikofaktor	**Effekt**
Arteriosklerose	Entzündliche Veränderung der Arterien mit Bildung von Plaques
Bluthochdruck	Belastung der Gefäßinnenwände
Herzrhythmusstörungen	Thrombenbildung

Übersicht der Risikofaktoren	
Risikofaktor	**Effekt**
Diabetes mellitus	Versteifung der Gefäßwände
Rauchen	Schädigung der Gefäßinnenwände
Erhöhte Blutfette	Anlagerung von Blutfetten an Gefäßinnenwänden
Übermäßiger Alkoholkonsum	Steigerung des Blutfettspiegels und des Blutdruckes
Übergewicht	Belastung des Herz-Kreislaufsystems
Bewegungsmangel	Mangelndes Training der Blutgefäßmuskulatur
Stress	Belastung des Herz-Kreislaufsystems, Steigerung des Blutdrucks
Erhöhter Hämatokrit	Steigerung der Gefahr von Thrombose und Embolie
Antibaby-Pille	Steigerung der Blutgerinnung
Familiäre Belastung	Anlage für Erkrankung
Migräne	Belastung der Gefäße im Gehirn und Gewebeschäden

Gegenseitige Verstärkung der Risikofaktoren

Die beschriebenen Risikofaktoren verstärken sich gegenseitig und können wahre Teufelskreisläufe bilden:

- Hoher Blutdruck begünstigt die Ausbildung einer Arteriosklerose. Arteriosklerotisch verhärtete Blutgefäße erhöhen wiederum den Blutdruck.
- An angegriffene Gefäßinnenwände oder bereits vorhandene Ablagerungen an den Gefäßwänden lagern sich besonders leicht im Blut kursierende Bestandteile an.
- Rauchen fördert die Oxidation (Reaktion mit Sauerstoff) des Cholesterins LDL und damit die Anlagerung des LDL an die innere Schicht der Blutgefäße (Intima).
- Bewegungsmangel führt durch den fehlenden „Aggressionsabbau" zu Stress. Stress wiederum führt zu Bluthochdruck, zu Alkoholkonsum und durch falsches Nahrungsverhalten zu Übergewicht. Übergewicht wiederum fördert den Bewegungsmangel.

Umdenken

Im menschlichen Organismus sind Organe, Stoffwechsel, Kreislauf und Psyche eng miteinander verwoben. Dieses System ist anfällig für Störungen und nicht unbegrenzt belastbar.

Die Frage, wie wir unseren Alltag verbringen, spielt für unseren Gesundheitszustand im Hinblick auf Herz-Kreislauferkrankungen eine wichtige Rolle. Gerade wenn Herzinfarkt und Schlaganfall in der eigenen Familie gehäuft aufgetreten sind, kann ein ungünstiger Lebenswandel das Infarktrisiko drastisch erhöhen.

Wenn man sich einen philosophischen Blickwinkel erlaubt, so sind die beschriebenen Risikofaktoren zugleich ein Abbild unserer gegenwärtigen Zivilisation – mit den sich daraus ergebenden Erkrankungen wie dem Schlaganfall. Es scheint, als ob nur ein Ausbrechen aus den gängigen gesellschaftlichen Schemata es ermöglicht, das Risiko eines Schlaganfalls bzw. die damit verbundenen Risikofaktoren zu verringern. Man muss sich also – im positiven Sinne – „anders“ benehmen. Das heißt auch: „Entschleunigung“ statt Beschleunigung, Muße statt Hektik, Genussfähigkeit statt Konsum.

III. Allgemeine Vorbeugung von arteriellen Infarkten

Die Vorbeugung eines Schlaganfalls erfolgt zunächst durch einen Lebensstil, der ganz allgemein Herz-Kreislauferkrankungen vorbeugt. Die drei Säulen dieses Lebensstils, mit dem sich dieses Kapitel befasst, sind Ernährung, Bewegung und seelische Gesundheit.

Ernährung

Freunden Sie sich mit der mediterranen Küche an. Die Kreter erlitten bis zur Übernahme westlicher Ernährungsgewohnheiten weltweit am wenigsten Herzinfarkte, was unter anderem mit der Ernährung in Verbindung gebracht wird:

- Verwenden Sie kaltgepresstes Olivenöl, Zwiebeln, Knoblauch, Zitrone.
- Essen Sie viel Gemüse, Salat, Obst und zweimal wöchentlich Fisch.
- Reduzieren Sie Genussmittel wie Alkohol, Kaffee, Weißmehl, Zucker und gehärtete Fette.

Was sagt die Wissenschaft?

Die im Folgenden zitierten Studien befassen sich mit dem Zusammenhang von Ernährung und Herzerkrankungen. Wie das letzte Kapitel bereits gezeigt hat, sind die Maßnahmen zur Vorbeugung eines Herzinfarktes auch auf die Vorbeugung eines Schlaganfalls übertragbar. (Die vollständigen Literaturangaben finden sich für Interessierte am Ende des Ratgebers unter der Überschrift „Wissenschaftliche Literatur".)

Eine systematische Übersicht über 27 klinische Studien kommt zu dem Ergebnis, dass eine Reduzierung bzw. Veränderung der in der Ernährung zugeführten **Öle** das Risiko senkte, eine Herz-Kreislauferkrankung zu entwickeln bzw. daran zu sterben. Der Zusammenhang wurde vor allem bei Studien deutlich, die mindestens über zwei Jahre liefen.

Zahlreiche Ernährungswissenschaftler raten daher in der Ernährung zur Einnahme von ungesättigten Fetten und zur Reduktion von gesättigten oder gehärteten Fetten. Reichlich ungesättigte Fette sind z. B. in Olivenöl, Sesamöl, Sonnenblumenöl, Leinöl und Nüssen enthalten. Man unterscheidet mehrfach und einfach ungesättigte Fettsäuren.

Die mehrfach ungesättigten Fettsäuren sind sehr reaktionsfreudig. Wenn sie mit Sauerstoff reagieren, werden sie ranzig und verlieren ihren gesundheitlichen Nutzen. Daher die entsprechenden Öle bitte gut verschlossen und lichtgeschützt aufbewahren. Leinöl im Kühlschrank aufbewahren und nur einige Tage nach Öffnung verwenden.

Lachs, Makrele, Schwertfisch, Sardinen, Thunfisch und Lebertran enthalten (wie das Leinöl) die mehrfach ungesättigten Omega-3-Fettsäuren. Mit dem **Fischkonsum** befasst sich eine Studie von der Harvard Medical School. Sie zeigt, dass unter älteren Personen der Konsum von Thunfisch bzw. anderem gedämpften oder gebackenen Fisch – nicht aber von gebratenem Fisch oder Fisch-Sandwich – mit einer Stabilisierung des Herz-Rhythmus einhergeht.

Achten Sie auf die Herkunft der Fischöl-Kapseln: Das Öl sollte nicht von bedrohten Tieren stammen oder stark belastet sein. Im Handel gibt es gereinigte Fischöle oder vegane Öle mit pflanzlichem Algenöl.

Wissenschaftler des Center for Health Research in Kalifornien raten zum Genuss von **Nüssen**

(vier bis fünf Portionen pro Woche). Nüsse enthalten ungesättigte Fette. Sie sind außerdem eine sehr gute Quelle für Vitamin E, Magnesium, Kalium und Arginin. Durch den Genuss insbesondere von **Walnüssen** und **Mandeln** sinkt der Spiegel des schädlichen Cholesterins LDL im Blut.
Die kalifornischen Autoren weisen auf Studien hin, nach denen das Risiko für Herz-Kreislauferkrankungen durch den regelmäßigen Konsum von Nüssen um 30–50 % sinkt.
Eine Studie vom College of Medicine in Seoul, Südkorea, befasst sich mit dem Langzeiteffekt von **Grünem Tee** auf die Blutgefäße bei Rauchern. Die Probanden nahmen über vier Wochen viermal täglich je 150 ml Grünen Tee ein (ohne Milch und Zucker). Untersucht wurden vor allem zwei Substanzen: das sP-selectin und das LDL. SP-selectin ist eine Substanz, die zu einer Anhaftung von weißen Blutkörperchen an den Innenwänden der Blutgefäße führt und die bei Rauchern erhöht ist. LDL ist das „schädliche" Cholesterin. Es kann mit Sauerstoff reagieren (oxidieren) und dadurch eine Anlagerung von Cholesterin an den Gefäßinnenwänden begünstigen. Das Ergebnis der Studie: Beide Substanzen

werden durch den Genuss von Grünem Tee reduziert.

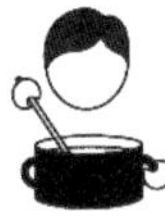

Zur Zubereitung von Grünem Tee:
Das Wasser sollte nicht mehr kochen, sondern auf etwa 60 Grad abgekühlt sein. Den Teeaufguss nur 1–2 Minuten ziehen lassen.

Bewegung

Regelmäßige Bewegung hat auf verschiedene Weise günstige Effekte auf die Blutgefäße:
- Die Muskulatur wird trainiert.
- Die Blutfette sinken, da Kalorien verbraucht werden.
- Das Gewebe wird durch die Bewegung besser durchblutet.
- Die Empfindlichkeit der Zellen auf das Bauchspeicheldrüsenhormon Insulin wird verbessert und damit einem Altersdiabetes vorgebeugt.

Bewegen Sie sich jeden Tag ausreichend, aberimmer im Rahmen. Günstig sind moderate Ausdauerleistungen durch zügige Spaziergänge,

Wandern, Radfahren, Dauerlaufen, Schwimmen. Gehen Sie bei jedem Wetter nach draußen.

Seelische Gesundheit

Das seelische Wohlbefinden spielt eine besonders wichtige Rolle für unsere Gesundheit. Dass Stresssituationen gerade Herz und Gefäße stark belasten, wurde bereits angedeutet.
Der amerikanische Arzt Dean Ornish hat sich besonders verdient gemacht um die Beschreibung der Zusammenhänge zwischen seelischer Gesundheit und Herz-Kreislauferkrankungen. Ornish ist Professor an der Universität von Kalifornien in San Francisco.
Der Schwerpunkt seiner Arbeit liegt in der Vorbeugung und Nachbehandlung von Herz-Kreislauferkrankungen. Auch hier möchten wir einige Informationen präsentieren, die sich zwar primär mit der Vorbeugung von Herzinfarkten befassen, jedoch Rückschlüsse auf die Schlaganfallprävention erlauben.
Ornish konnte nachweisen, dass eine konsequente Umstellung des Lebensstils zu einer Um-

kehr der normalerweise fortschreitenden Gefäßveränderungen am Herzen führt. Neben vegetarischer Ernährung, regelmäßiger Bewegung und vollständigem Verzicht auf Nikotin empfiehlt er gezielte Entspannungsübungen und begleitende Gruppentherapie. Die „Wiederentdeckung innerer Quellen", der Aufbau eines guten sozialen Netzes, das Erlernen von Kommunikationsfähigkeiten und „die Entwicklung größeren Mitgefühls und Einfühlungsvermögens gegenüber sich selbst und anderen" sind für Ornish wichtige Bausteine für eine erfolgreiche Prävention.

Dean Ornish: *Revolution in der Herztherapie.* Der Weg zur vollkommenen Gesundheit. Lüchow Verlag 2019

Stressbewältigung

Zur Förderung der seelischen Gesundheit ist es auch wichtig, mit dem **Stress** des modernen Lebens besser umzugehen. Dabei können verschiedene Entspannungstechniken helfen, z. B. Entspannungsübungen, Autogenes Training oder die Achtsamkeitsmeditation.

Für den Hausgebrauch bietet sich die 5-Minuten-Entspannung des amerikanischen Arztes Herbert Benson, Gründer des Mind/Body-Institutes der Harvard Universität, an.

Schritt 1: Suchen Sie sich ein Wort, einen kurzen Satz oder ein kurzes Gebet, das fest in Ihrem persönlichen Glaubenssystem verankert ist („Jesus", „Shalom", „Friede" usw.). Wir zeigen die Übung am Wort „Eins".
Schritt 2: Sitzen Sie ruhig in einer bequemen Position.
Schritt 3: Schließen Sie die Augen.
Schritt 4: Entspannen Sie alle Muskeln, bei den Füßen beginnend bis hin zum Gesicht. Bleiben Sie entspannt.
Schritt 5: Atmen Sie langsam durch die Nase. Werden Sie sich Ihres Atems bewusst. Wenn Sie ausatmen, sagen Sie ruhig zu sich selbst „Eins". Einatmen – ausatmen – „Eins" etc. Atmen Sie leicht und natürlich.
Machen Sie sich keine Gedanken darüber, ob Sie ein tiefes Maß an Entspannung erreicht haben oder darüber, wie gut die Übung geklappt hat. Behalten Sie eine passive Haltung bei. Wenn während der Übung ablenkende Gedanken auftauchen, versuchen Sie, sich nicht auf diese Gedanken zu konzentrieren, sondern sie vorbeiziehen zu lassen.
Wiederholen Sie stattdessen: „Eins". Ablenkende Gedanken, innere Bilder oder Gefühle bedeuten nicht, dass Sie die Technik nicht korrekt ausführen. Sie sind zu erwarten.

Mit etwas Übung und Mühe wird nach kurzer Zeit die „Entspannungsantwort" in Ihrem Körper eintreten. Wiederholen Sie die Übung für 10 bis 20 Minuten. Sie können die Augen öffnen, um die Zeit zu überprüfen, aber benutzen Sie keinen Wecker.
Bleiben Sie nach Beendigung der Übung einige Minuten ruhig sitzen – zuerst mit geschlossenen, später mit geöffneten Augen. Stehen Sie vorerst mehrere Minuten nicht auf.
Praktizieren Sie die Technik ein- oder zweimal am Tag, aber nicht innerhalb zweier Stunden nach dem Essen.

Eine besondere Form von Entspannungsverfahren bietet das **Autogene Training**, kurz AT genannt. AT wurde Ende der 1920er Jahre von dem Neurologen Prof. Dr. Johannes Heinrich Schultz begründet und ist eine Methode der „konzentrativen Selbstentspannung". Schultz modifizierte dabei die ärztliche Hypnose für den gefahrlosen Selbstversuch. Beim AT wird durch einfache Übungen und klare Übungsformeln („Ich bin ganz ruhig. Mein Arm ist schwer. Mein Herz schlägt gleichmäßig." usw.) ein hohes Maß an Entspannung erreicht. Das Autogene Training sollte in einem Kurs erlernt werden.

Auch in Deutschland immer bekannter ist die **Achtsamkeitsmediation**. Gemeint ist damit ein von Jon Kabat-Zinn in den USA entwickeltes und dort mittlerweile weit verbreitetes Verfahren (MBSR = mindfulness-based stress reduction), das auf eine buddhistische Meditationspraxis zurückgeht. Dabei wird die konzentrierte Aufmerksamkeit für innere und äußere Vorgänge geschult. Die Achtsamkeitsmeditation lässt sich auch mithilfe einer Hör-CD lernen und durchführen.

Jon Kabat-Zinn, Ulrike Kesper-Grossman: *Die heilende Kraft der Achtsamkeit,* mit Doppel-CD, Arbor-Verlag Freiburg 2009

Das Risiko mindern

Wenn Sie zu einer Risikogruppe für Schlaganfall gehören, wobei auch die familiäre Belastung eine Rolle spielt, sollten Sie gezielt mit den Risikofaktoren umgehen. Dazu gehört die ärztliche Therapie genauso wie – in Absprache mit dem Arzt – die Eigeninitiative des Patienten.
Jeder der genannten Risikofaktoren für Schlaganfall und Herz-Kreislauferkrankungen stellt ein umfassendes und komplexes Themengebiet

dar. Im Folgenden werden einige Hinweise gegeben, die uns besonders sinnvoll erscheinen.

Bluthochdruck

Bei manchen Patienten besteht ein Zusammenhang zwischen dem Bluthochdruck und dem Salzkonsum. Essen Sie vier Wochen „normal" und messen Sie regelmäßig den Blutdruck. Essen Sie im Anschluss vier Wochen ähnliche Kost, jedoch salzarm. Überprüfen Sie, ob es zu einer Blutdrucksenkung kommt.
Reduzieren Sie auf jeden Fall Ihren Alkoholkonsum!

Achtung! Stress erhöht den Blutdruck. Setzten Sie daher gezielt Entspannungsübungen ein und eignen Sie sich Techniken des Stressmanagements an.

Aus der Klostermedizin, von einer Ordensschwester in Arnsberg, stammt der Hinweis zu einem Kaltauszug des Mistelkrautes. Mistel wird nicht nur bei Krebserkrankungen eingesetzt, sondern wirkt auch blutdrucksenkend.

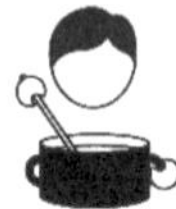

Mistel-Kaltauszug
2 Teelöffel Mistelkraut (*Visci herba*) aus der Apotheke, 2 Teelöffel Apfelessig und – je nach Süßebedürfnis – 1 Teelöffel Honig mit einer großen Tasse Wasser (ca. ¼ Liter) kalt aufsetzen. 8 Stunden zugedeckt ziehen lassen. Morgens durchseihen und über den Tag verteilt jeweils 1 Schnapsgläschen voll trinken.

Diabetes mellitus

Gerade die Diabetesform, die sich typischerweise erst im fortgeschrittenen Alter entwickelt, der Typ II- oder Altersdiabetes, ist deutlich vom Körpergewicht abhängig. Beachten Sie daher die allgemeinen Empfehlungen zur Vorbeugung und die Hinweise zum Übergewicht weiter unten.

Rauchen

Beim Rauchen gibt es nur eins: aufhören. Zahlreiche Wege der Raucherentwöhnung stellt ein Ratgeber der Autorin in der gleichen Serie des KVC Verlages vor.

Annette Kerckhoff, Andreas Michalsen: *Raucherentwöhnung*. Essen: KVC Verlag, 2. Aufl. 2014

Alkoholkonsum

Beschränken Sie den Alkoholkonsum. Am besten trinken Sie Alkohol nur als Ausnahme.

Erhöhte Blutfette

Wichtige Heilpflanze bei Fettstoffwechselstörungen und erhöhten Blutfetten ist die Artischocke, z. B. in Form des Artischocken-Frischpflanzenpresssaftes aus dem Reformhaus. Dosierung und Anwendung entnehmen Sie bitte der Packungsbeilage.

Übergewicht

Eine ausgewogene Vollwertkost mit einem hohen Anteil an Ballaststoffen (Vollkornprodukte, frisches Obst und Gemüse) hilft, Übergewicht abzubauen.

Rundum empfehlenswert zum Abnehmen sind Gemüsesuppen. Ein mittlerweile populärer Geheimtipp ist die Kohlsuppe. Sie enthält pro Portion angeblich nur 60 kcal und kann daher in größeren Mengen genossen werden.

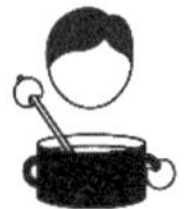

Das Original-Rezept
1 Kopf Weißkohl
2 grüne Paprikaschoten
1 kg Möhren
6 große Frühlingszwiebeln
1 Bund Stangensellerie

Das Gemüse putzen und in Stücke schneiden. In einem Topf mit 1–2 Dosen Tomaten mischen, mit Wasser bedecken, 1–2 Teelöffel Gemüsebrühe-Extrakt dazugeben, aufkochen, Hitze reduzieren und garkochen.

Erhöhter Hämatokrit

Wenn Sie an einem erhöhten Hämatokrit-Wert leiden, sollten Sie ausreichend trinken. Dies ist immer noch die einfachste Möglichkeit, das Blut zu verdünnen.
In der traditionellen Medizin war der Aderlass wichtiger Bestandteil einer Therapie bei zu di-

ckem Blut. Es gibt mittlerweile zahlreiche Hinweise, dass der Aderlass, das blutige Schröpfen oder die Blutegeltherapie auch heute noch Bestandteil eines umfassenden Therapieplans sein können.

Achtung! Die genannten Therapien müssen auf den Einzelfall abgestimmt werden und sind auch nicht für alle Patienten hilfreich. Bitte fragen Sie den behandelnden Arzt.

Antibaby-Pille

Während der Einnahme der Antibaby-Pille sollte unbedingt auf das Rauchen verzichtet werden. Ansonsten ist es ratsam, eine andere Form der Empfängnisverhütung zu wählen.

IV. Die konventionelle Behandlung

Der erste Teil dieses Ratgebers sollte verdeutlichen, wie es zu einem Schlaganfall kommt und wie man der Erkrankung vorbeugen kann.
Aber wenn es doch passiert, trotz aller Vorsorge? Wenn ein Schlaganfall eintritt oder – bei Lektüre dieses Büchleins – bereits eingetreten ist?
Auch in diesem Fall ist es langfristig ratsam, die beschriebenen Empfehlungen umzusetzen, um die vorliegenden Grunderkrankungen zu behandeln und einen weiteren Schlaganfall zu verhindern.

Die akute Situation

In einer akuten Situation geht es zunächst darum, den Betroffenen möglichst schnell auf eine Intensivstation oder eine Stroke Unit zu bringen.
Stroke Units sind speziell auf den akuten Schlaganfall ausgerichtete Stationen mit sehr guten Möglichkeiten zur Diagnostik oder Akutbehandlung.
Stroke Units gibt es in den meisten neurologischen oder geriatrischen Kliniken. Hier wird

sich der betreuende Arzt so schnell wie möglich einen Überblick verschaffen: durch gezielte Fragen, körperliche Untersuchungsschritte und einfache neurologische Untersuchungen, z. B. mit dem Reflexhammer, mit Pinsel, Nadel, Lampe u. ä.
Danach entscheidet er, wie es weitergeht und welche zusätzlichen größeren maschinellen Untersuchungen notwendig sind.
Neben dem einfachen EKG, dem Röntgenbild und der Blutuntersuchung kommen dann aufwändigere bildgebende Verfahren wie z. B. eine Computertomographie des Kopfes mit und ohne Kontrastmittel, eine Magnetresonanztomographie und schließlich eine Angiographie der Kopfgefäße in Frage.
Sinn all dieser Maßnahmen ist es, die Ursache der Symptome und das genaue Ausmaß der Schädigung im Kopf festzustellen. Hieraus leiten sich dann die notwendigen Maßnahmen für die akute Situation ab. Dies kann eine Operation sein, eine medikamentöse Therapie oder auch abwartendes Verhalten.

Rehabilitation

Im Anschluss an die erste Behandlungsphase wird ein umfassender individueller Rehabilitationsplan erstellt. Hier ist es von großer Bedeutung, welche innere Einstellung der Patient selbst zu seiner Erkrankung hat.
Die durch Blutung oder Blutgerinnsel nicht mehr mit Sauerstoff versorgten Bereiche im Gehirn sind zwar unwiederbringlich zerstört, aber andere Bereiche im Gehirn können die verlorenen Funktionen übernehmen, indem das Verhalten neu trainiert wird.
In der konventionellen Nachbehandlung werden folgende Möglichkeiten kombiniert:

- Medikamentöse Behandlung der Grunderkrankungen, z. B. Herzkreislauferkrankungen, Fettstoffwechselstörungen oder Diabetes sowie die Einnahme eines „Blutverdünnungsmittels“ wie ASS, Marcumar oder eines anderen Blutverdünners bei Schlaganfall durch Ischämie.
- Krankenpflege
- Krankengymnastik zum Training von verlorenen Funktionen wie Gehen, Sitzen, Essen, Armfunktionen usw.

- Ergotherapie zum Training von alltäglichen Verrichtungen wie Essen, Trinken, Schneiden, Spülen, Schreiben, Gerätebedienung usw.
- Sprachtherapie (Logopädie) zum Training von Sprachstörungen
- Ernährungstherapie für eine optimale Versorgung und zur Behandlung von Schluckstörungen
- Psychologische Betreuung

V. Homöopathie und anthroposophische Medizin bei Schlaganfall

Zwei geprüfte komplementärmedizinische Verfahren

Neben der konventionellen Behandlung gibt es verschiedene Verfahren aus dem komplementärmedizinischen Spektrum, um die Rehabilitation des Patienten zu unterstützen. Wir möchten Ihnen nun zwei ärztliche Therapien vorstellen, die die konventionelle Therapie ergänzen und die Genesung des Patienten unterstützen – auch wenn der Schlaganfall schon einige Zeit zurückliegt. Es handelt sich in beiden Fällen um medikamentöse Therapien.

- **Therapie A**: Individuell gewählte homöopathische Einzelmittel. Diese Therapie erfordert eine fundierte Kenntnis der Homöopathie.
- **Therapie B**: Ein standardmäßig eingesetztes anthroposophisches Kombinationspräparat (Naja comp.® als Injektion) plus – je nach vorherrschender Symptomatik – eines von drei homöopathischen Arzneimitteln (*Arnica, Tabacum, Helleborus*).

> Naja comp. kombiniert die Gifte der vier Schlangen *Lachesis* (Buschmeisterschlange, Otter), *Naja* (Naja tripudians, Kobra, Natter), *Crotalus* (Klapperschlange, Otter) und *Vipera* (Viper) in unterschiedlichen Potenzierungen.

Der Autor entwickelte diese Behandlungsmethode aufgrund eigener Beobachtungen und der im Folgenden beschriebenen Studien. Mit dieser Kombination lassen sich seiner Erfahrung nach Infarktpatienten gut bis sehr gut behandeln. Da diese Strategie Naja comp. mit einem variierenden Mittel kombiniert, wurde sie als der „Naja comp. plus-Weg“ bezeichnet. Sie ist auch ohne Vorkenntnisse der anthroposophischen oder der homöopathischen Therapie durchführbar.

Durch beide Verfahren können Mobilität, Beweglichkeit, Stimmung und Lebensqualität der Betroffenen häufig deutlich verbessert werden. Sie dienen dazu, die Selbstheilungskräfte des Patienten zu verbessern.

Während die konventionelle Medizin eher durch „Hilfe von außen“ eingreift, kann man Homöopathie und anthroposophische Medizin unter dem Schlagwort „Hilfe zur Selbsthilfe“ zusammenfassen.

Dies macht deutlich, dass sich die beiden Behandlungssysteme sinnvoll ergänzen.

Was Patienten selbst tun können

Der Einsatz des anthroposophischen Medikaments Naja comp. (Therapie B) zur Nachsorge eines Schlaganfalls ist bislang unüblich und wenig bekannt. Daher ist Ihre Initiative gefragt!

- Informieren Sie sich selbst auf den folgenden Seiten über die beiden vorgestellten Behandlungsstrategien.
- Suchen Sie, falls Sie einen Schlaganfall erlitten haben, einen „klassisch" homöopathisch arbeitenden Arzt auf, um Therapie A durchführen zu lassen. Mit dem Begriff „Klassische Homöopathie" sind eine besondere Vorgehensweise und die Gabe eines einzelnen homöopathischen Mittels, nicht aber von Kombinationsmitteln, gemeint. Der Begriff wird weiter unten näher erklärt.
- Vielleicht gibt es keinen homöopathischen Arzt in Ihrer Nähe, vielleicht sind Sie momentan nicht in der Lage, Fahrtwege auf sich zu nehmen. Dann bietet sich die Therapie B, der

„Naja comp. plus-Weg“ an, der keine homöopathischen Vorkenntnisse erfordert.
- Informieren Sie Ihren behandelnden Arzt mithilfe dieses Ratgebers oder der am Ende des Buches befindlichen **Hinweise für den behandelnden Arzt**, dass es eine einfach anzuwendende, nebenwirkungsarme Therapie gibt (Therapie B), die bei über 1.000 beobachteten Patienten in einem Großteil der Fälle zu einer deutlichen Verbesserung des Heilungsverlaufes geführt hat.

Homöopathie bei Schlaganfall

Die Homöopathie ist eine Therapiemethode, bei der Arzneimittel je nach der vorherrschenden Symptomatik ausgewählt werden. Die Auswahl erfolgt nach dem sogenannten Ähnlichkeitsprinzip: „Ähnliches möge mit Ähnlichem behandelt werden“. Dabei wird ein Arzneimittel gesucht, welches, von einem Gesunden eingenommen, eine ähnliche Symptomatik hervorruft, wie sie der Kranke erleidet.
Entwickelt wurde diese Therapie durch den Arzt und Pharmazeuten Dr. Samuel Hahnemann

(1755–1843). Dieser beobachtete, dass die Chinarinde, ein bekanntes Malaria-Mittel, nach Einnahme beim Gesunden malariaähnliche Symptome hervorrief. Hahnemann überprüfte diesen Zusammenhang in zahlreichen Selbstversuchen und gewann die Erkenntnis, dass der durch das Arzneimittel künstlich gesetzte Reiz – wenn er der vorliegenden natürlichen Krankheit ähnlich ist – die Selbstheilungskräfte erneut stimuliert und sie in die Lage versetzt, die vorliegende Krankheit zu überwinden.

Gemäß dem Ähnlichkeitsprinzip wird die beim Schlaganfall vorherrschende Symptomatik des Kranken genau beobachtet und dasjenige Arzneimittel gewählt, dessen so genanntes Arzneimittelbild am ehesten mit den Beschwerden und Merkmalen im Krankheitsfall übereinstimmt.

Das homöopathische Einzelmittel kann, wenn es richtig gewählt ist, tiefgreifend wirken; die besonderen Problembereiche des Patienten werden gezielt erfasst. Für die Behandlung kommen beim Schlaganfall etwa 20–30 Mittel in Frage.

Die homöopathische Therapie mit individuell gewählten Einzelmitteln ist gut ausgebildeten und erfahrenen homöopathischen Therapeuten vorbehalten.

Der Autor hat zusammen mit Dr. med. Michael Teut ein Fachbuch zur homöopathischen Behandlung des *Apoplex* geschrieben, das sich an ärztliche Kollegen richtet. Es handelt sich um ein übersichtliches, informatives Fachbuch, das die wichtigsten Arzneimittel zur Schlaganfallbehandlung vorstellt und sie mit zahlreichen Fallbeispielen illustriert:

Michael Teut und Johannes Wilkens: *Homöopathische Schlaganfalltherapie.* Stuttgart: Hippokrates Verlag in MVS 2005

Anthroposophische Medizin bei Schlaganfall

Die anthroposophische Medizin wird ab Seite 65 noch genauer beschrieben. An dieser Stelle soll zum besseren Verständnis der Studien nur so viel erklärt werden: Die Arzneimittel werden etwas anders hergestellt als homöopathische Arzneimittel, selbst wenn sie die gleichen Ausgangssubstanzen haben. Zudem werden sie nicht nach dem Ähnlichkeitsprinzip der Homöopathie verordnet, sondern nach Überlegungen, die auf dem anthroposophischen Menschenbild beruhen.

Arzneimittel sind **eine** Maßnahme im üblicherweise umfassenden Maßnahmenkatalog einer Erkrankung. In der Rehabilitation nach einem Schlaganfall würden beispielsweise auch Öl-Dispersions-Bäder mit ätherischen Ölen, rhythmische Massage und die Heileurythmie eine wichtige Rolle spielen. In der Studie, die diesem Ratgeber zugrunde liegt, wurden die weiteren Bestandteile der anthroposophischen Medizin nicht geprüft.

Die Homöopathie ist, wie eben beschrieben, eine Methode, die besonders tiefgreifend wirkt. Der „Naja comp. plus-Weg“, die Therapie mit dem anthroposophischen Standard-Medikament in Kombination mit einem von drei homöopathischen Mitteln, ist empfehlenswert, da er die gängigsten Probleme abdeckt und keine Vorkenntnisse verlangt.

Der „Naja comp. plus-Weg“ kann auch von bislang in diesem Bereich unerfahrenen Ärzten in Stroke Units oder im Rahmen der Nachsorge an Reha-Kliniken übernommen werden. Sie richtet sich somit an Ärzte,
- die noch keine Erfahrung in der Homöopathie haben,

- die in der Nachsorge komplementärmedizinische Elemente integrieren wollen,
- die sich mit Hilfe dieser Standardtherapie in die homöopathische Behandlung des Schlaganfalls einarbeiten wollen.

Die Schlaganfall-Studien

Die Carstens-Stiftung förderte zunächst eine Pilotstudie, die ausschließlich an der Alexander von Humboldt Klinik in Bad Steben durchgeführt wurde, und im Anschluss eine große Schlaganfall-Studie, bei der parallel in Bad Steben und Bad Griesbach Schlaganfall-Patienten behandelt wurden. Projektleiter waren Dr. Johannes Wilkens (Bad Steben) und Dr. Christoph Garner (Bad Griesbach). Für die Pilotstudie erhielt Dr. Wilkens 2002 den Förderpreis der Continentale Versicherungsgruppe.

Anliegen beider Studien war es, die homöopathische und die anthroposophische Behandlung des Schlaganfalls im Vergleich zu untersuchen.

Die beiden Studien werden hier kurz beschrieben. Wer sich für weitere Details interessiert, kann in den im Literaturverzeichnis genannten Veröffentlichungen nachlesen.

Die Pilotstudie

Die Pilotstudie wurde an der Alexander von Humboldt Klinik in Bad Steben mit 172 dokumentierten Patienten durchgeführt: 24 wurden anthroposophisch, 143 homöopathisch und fünf nach keinem der beiden Konzepte behandelt. Das Durchschnittsalter war mit knapp 79 Jahren relativ hoch, und die Patienten waren zu den Schwerkranken zu zählen.

Alle Patienten erhielten eine **Basistherapie** nach dem klassisch schulmedizinischen Spektrum (Acetylsalicylsäure bzw. Marcumar) und zusätzlich eine Beschäftigungstherapie, bei Sprachstörungen eine Sprachtherapie (Logotherapie) und Krankengymnastik (Physiotherapie).

Die **homöopathische Behandlung** setzte homöopathische Einzelmittel nach vorherrschender Symptomatik ein.

Die **anthroposophische Behandlung** bestand in dieser Pilotstudie aus einem komplexen Behandlungsplan, der verschiedene Elemente kombinierte: die Gabe von Lachesis (einem potenzierten Schlangengift), Organpräparaten der betroffenen Hirnregion und *Arnica*. *Arnica* wurde zusätzlich als Essenz auf die Kopfhaut gesprüht.

Die homöopathische und die anthroposophische Therapie wiesen gute bis sehr gute Ergebnisse auf. Als Indikator für die Verbesserung wurde der so genannte Barthel-Index verwendet.
In der Pilotstudie wurde deutlich: Das anthroposophische Behandlungskonzept war für das Pflegepersonal in der Durchführung zu aufwändig (häufige Arzneimittelgaben, häufiges Einsprühen usw.). Das Gleiche galt für die Behandlung mit homöopathischen Einzelmitteln, die zudem große Vorkenntnisse des behandelnden Arztes erforderte.
Es schien daher ratsam, eine Therapiestrategie zu entwickeln, die die erfolgreichen Elemente der anthroposophischen Medizin und der Homöopathie berücksichtigt, jedoch einfacher und praktikabler in der Umsetzung ist. Wichtig war zudem, dass die Therapie keine Vorkenntnisse erforderte. Der bereits erwähnte „Naja comp. plus-Weg“ stellte sich als diese Strategie heraus.

Die erste Folgestudie

Das anthroposophische Kombinationspräparat Naja comp.® (Weleda) wurde nicht zur Schlaganfallbehandlung entwickelt, gelangte jedoch ins Augenmerk des Autors, nachdem die Schlangengifte als homöopathische Arzneimittel in der Pilotstudie so gute Erfolge erzielt hatten. Zudem sind in dem Präparat genau diejenigen Schlangen enthalten, die durch ihr Gift Lähmungserscheinungen erzeugen, wie sie auch für den Schlaganfall typisch sind.

Für die Folgestudie wurde also Naja comp. in Kombination mit einem von drei homöopathischen Mitteln gewählt. Ziel der Studie war es, erste Erkenntnisse zu gewinnen, ob die unterstützende Behandlung mit dem „Naja comp. plus-Weg“ in der rehabilitativen Behandlung des Schlaganfalls erfolgversprechend ist. Hierzu wurden mit „Naja comp. plus“ behandelte Patienten mit solchen verglichen, die lediglich eine Basisbehandlung erhielten.

Die Studie wurde zeitgleich in der Alexander von Humboldt Klinik in Bad Steben und der KWA Klinik Stift Rottal in Bad Griesbach durchgeführt.

In die Studie aufgenommen wurden insgesamt 360 Patienten, die einen Schlaganfall erlitten hatten. In Bad Steben wurden 63 Patienten mit Naja comp. in Kombination mit homöopathischen Einzelmitteln behandelt, die Kontrollgruppe umfasste 51 Patienten. In Bad Griesbach wurden 82 Patienten mit Naja comp. behandelt, die Kontrollgruppe umfasste 123 Patienten.

Die Patienten aller Gruppen erhielten eine Basisbehandlung, wie sie bereits bei der Pilotstudie beschrieben ist.

Primäres Beurteilungskriterium für den Erfolg der Behandlung war auch hier die absolute Veränderung des Barthel-Indexes innerhalb der ersten drei Wochen nach Aufnahme in die Studie.

> Der Barthel-Index gibt Hinweise auf den Gesundheitszustand. Hohe Werte stehen für Wohlbefinden und Gesundheit (Maximalwert 100), niedrige Werte für Krankheit bis hin zum Tod (Wert 0).

Gemessen am Barthel-Index verbesserte sich der Gesundheitszustand der Patienten während des Klinikaufenthaltes um 18,9 Punkte, wenn sie nur die Basistherapie erhielten, jedoch um 25,7 Punkte, wenn sie zusätzlich die „Naja comp. Plus“-Therapie erhielten.

Dies wird in der Abbildung 2 deutlich: Hier sind die Patienten, die nur eine Basistherapie erhielten, dunkelgrau markiert. Die Patienten, die zusätzlich das Mittel Naja comp. (plus ein homöopathisches Einzelmittel) erhielten, hellgrau.

Die linke Achse stellt dar, wie groß die Veränderung des Bartel-Index zwischen Einlieferung und Abreise war, dargestellt in Punkten der Skala von 1 bis 100.

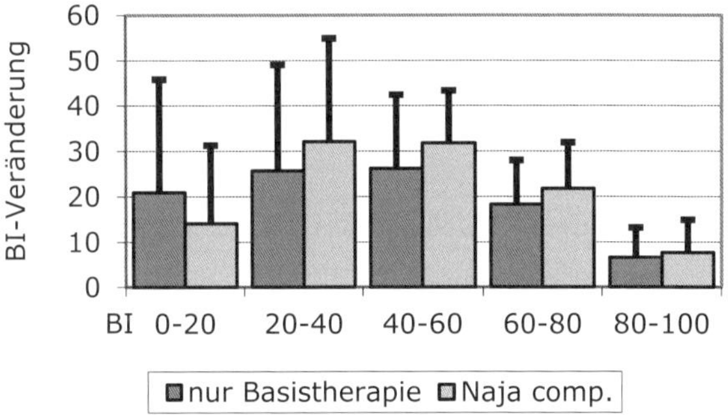

***Abbildung 2:** „Naja comp. plus" und Basistherapie, gemessen am Barthel-Index (BI)*

Wir sehen auf der Abbildung, dass die hellgrauen Säulen mit Ausnahme der ersten Säule etwas höher als die dunkelgrauen Säulen sind. Dies zeigt, dass unter der Behandlung mit „Naja comp. plus" eine größere Veränderung des Barthel-Indexes und damit eine größere Verbesserung der gesundheitlichen Situation vorlag.
Die Abbildung zeigt zudem, dass hauptsächlich Patienten mit einem mittleren Barthel-Index von der „Naja comp. plus"-Behandlung profitierten.

Daneben wurde in der Studie interessanterweise deutlich, dass die Vorteile von Naja comp. bei den Patienten erkennbar waren, deren **Schlaganfall mehr als 20 Tage zurücklag**: Der Gewinn im Barthel-Index war doppelt so groß wie in der Kontrollgruppe.

Die Abbildung 3 zeigt dies grafisch: Die Säulen der „Naja-comp. plus"-Patienten (hellgrau) und der Kontroll-Patienten (dunkelgrau) sind in den ersten beiden Rubriken fast gleich hoch, ab dem 20. Tag dagegen sind deutliche Unterschiede zu sehen.

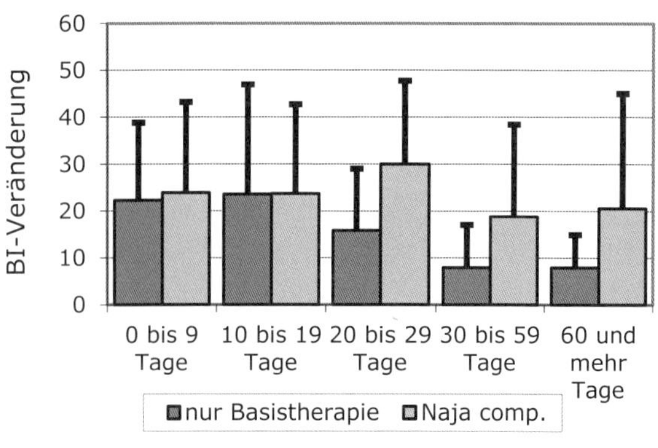

***Abbildung 3**: „Naja comp. plus" und Basistherapie, gemessen am Zeitraum seit dem Schlaganfall*

Ein optimaler Zeitpunkt für den Therapiebeginn scheint demnach zwei Wochen nach dem akuten Ereignis zu sein. Doch auch wenn bereits Monate seit dem Schlaganfall vergangen waren, konnten positive Effekte verzeichnet werden.
Der Autor konnte – unabhängig von der Studie – in seinem Klinikalltag beobachten, dass „Naja comp. plus“ auch bei Patienten, deren Schlaganfall schon sehr viel weiter zurücklag, positive Effekte zeigte.

Die zweite Folgestudie

2006–2009 führte Dr. Wilkens eine weitere Doppelblindstudie zur Wirksamkeit von Naja comp. bei Schlaganfall in Kooperation mit Prof. Sieber von der Universität Erlangen und der Firma Weleda durch.
Im Ergebnis konnte zwar kein wesentlicher Unterschied zwischen den Patienten, die die Schlangengifte nahmen und den Patienten ohne diese Therapie erkannt werden. Allerdings waren jeweils Besserungen bei den zentral bedeutsamen Symptomen „Funktion der gelähmten Extremitäten“, „Schluckstörung“, „Sprachstörung“

bei den Patienten zu erkennen, die die anthroposophische Medikation bekamen. Die genannten Symptome sind im Übrigen nach homöopathischer Auffassung auch die zentralen Punkte für eine Anwendung der Schlangengifte.

Der „Naja comp. plus-Weg“

Die zwei Therapiebausteine

Der „Naja comp. plus-Weg“ hatte in der Studie gute Erfolge gezeigt und sich als ein probates, unkompliziertes Verfahren für die Nachsorge herausgestellt. Dieses Verfahren ist seitdem fester Bestandteil der Schlaganfall-Nachsorge in der Alexander von Humboldt Klinik in Bad Steben. Mittlerweile wurden über 1 000 Patienten der Klinik mit „Naja comp. plus“ behandelt.
In der ersten Studie verwendete der Autor beim „Naja comp. plus-Weg“ die drei homöopathischen Mittel *Tabacum, Arnica* und *Ledum*. Seither rückte *Ledum* zugunsten des Mittels *Helleborus niger* in den Hintergrund. Mittlerweile arbeitet Dr. Wilkens erfolgreich mit den Mitteln *Tabacum,*

Arnica und *Helleborus* als homöopathische Einzelmittel, die er zusätzlich zu Naja comp. einsetzt.

Dieser Ratgeber möchte dazu beitragen, die Therapie etwas bekannter zu machen. Sie wird daher im folgenden Kapitel genauer beschrieben.

Der „Naja comp. plus-Weg" besteht aus zwei Bausteinen:

Baustein 1: Das anthroposophische Präparat Naja comp., das vier Schlangengifte in unterschiedlicher Potenz enthält: *Vipera* D30 – *Crotalus* D20 – *Lachesis* D12 – *Naja* D10

Baustein 2: Die Therapie mit Naja comp. wird mit einem der folgenden homöopathischen Mittel kombiniert: *Tabacum* D20 – *Arnica* D12 – *Helleborus* D6

Der genaue Einsatz der drei homöopathischen Einzelmittel wird weiter unten erläutert.

Das anthroposophische Menschenbild

Das anthroposophische Kombinationspräparat Naja comp. – besser als **Kompositions**präparat bezeichnet – enthält vier Schlangengifte. Es wurde eigentlich als Medikament gegen septische Zustände (Blutvergiftung) entwickelt und

in den vorliegenden Forschungsarbeiten erstmals bei Schlaganfall eingesetzt.
Während die Homöopathie bei der Arzneimittelwahl in erster Linie nach dem Ähnlichkeitsgesetz vorgeht, hat die anthroposophische Medizin einen etwas anderen Blickwinkel. Im anthroposophischen Menschenbild wird der menschliche Organismus mit Bezug auf seine Funktion in drei physiologische Systeme unterteilt:

1. Das **Nerven-Sinnes-System** hat einen Bezug zum Großhirn und zu den Sinnesorganen. Charakteristisch ist die Symmetrie (Gehirnhälften, Augen, Ohren). Es steht für das Sinnesleben und das Denken.
2. Das **Rhythmische System** hat seinen maßgeblichen Sitz im Brustbereich, also in den Atmungs- und Zirkulationsorganen Lunge und Herz. Auf dem rhythmischen Zyklus dieser Organe basiert das Gefühlsleben.
3. Das **Stoffwechsel-Gliedmaßen-System** hat seinen Schwerpunkt im Bauchbereich unterhalb des Zwerchfells. Hier erfolgen der Stoffwechsel und die Verdauung. Stoffwechsel bedeutet Energiegewinnung, die wiederum Wärmebildung bedeutet. Hierauf basieren die Willensprozesse.

Die anthroposophische Sicht des Schlaganfalls

Die anthroposophische Medizin betrachtet Erkrankungen vor dem Hintergrund dieses Menschenbildes und erhält so ein erweitertes Verständnis des Krankheitsgeschehens. Der Schlaganfall hat einen Bezug zu allen drei Systemen.

Nerven-Sinnes-System

Der Schlaganfall basiert auf einer Störung des Zentralen Nervensystems (Gehirn und Rückenmark). Auffallend ist beim Schlaganfall die starke Asymmetrie der Beschwerden, d. h. die häufige Halbseitenlähmung. Diese Störungen haben nach anthroposophischem Verständnis einen engen Bezug zum Nerven-Sinnes-System.

Rhythmisches System

Dem Schlaganfall vorausgegangen ist immer eine Störung im Gerinnungssystem des Blutes. Das Blut darf im gesunden Organismus weder zu flüssig noch zu fest werden, muss also im harmonischen Gleichgewicht bleiben. Beim Schlaganfall findet sich entweder zu flüssig gewordenes Blut – es kommt zu einer Blutung – oder zu

fest gewordenes Blut – es kommt zu einem Blutgerinnsel. Dieser labile Zustand ist in der anthroposophischen Medizin dem rhythmischen System zugeordnet, das auch einen Bezug zum Gefühlsleben hat.
Eine zu starke Gerinnungsfähigkeit wird mit einer Störung der Gefühlsebene in Verbindung gesetzt.

Stoffwechsel-Gliedmaßen-System

Man findet beim Schlaganfall oft gestörte Wärmeprozesse, die dem Stoffwechsel-Gliedmaßen-System entsprechen: Der Patient äußert Gefühle wie „Mir friert das Blut in den Adern" oder „Das Blut wallt." Daneben zeigen sich beim Schlaganfall gesteigerte Stoffwechselprozesse des unmittelbaren Infarkt-Bereiches: Er wird warm, es bildet sich ein Entzündungssaum usw.

Schlangengifte in der anthroposophischen Medizin

Anthroposophische Arzneimittel werden vor dem Hintergrund des beschriebenen Menschenbildes eingesetzt. Entscheidende Hinweise auf ihren Einsatz liefern Aussehen, Form oder charakteristische Merkmale eines Minerals, einer Heilpflanze oder eines Tieres. Zusätzlich wird berücksichtigt, zu welchem der drei beschriebenen Systeme der Arzneistoff einen besonderen Bezug hat.

Die Schlangen sind unter diesem Blickwinkel durch folgende Merkmale gekennzeichnet:

- Jede Schlange – übrigens auch angeblich ungiftige Schlangen, die lediglich keine Giftzähne haben – ist giftig. Kein Tier ist so sehr mit dem Thema Zerstörung und Tod verbunden. Dies prädestiniert die Schlangengifte für den Einsatz bei lebensbedrohlichen Ereignissen. Neben dem Schlaganfall werden Schlangengifte z. B. bei einer Blutvergiftung eingesetzt.
- Die Schlange produziert ihr Gift – auch dies ist im Tierreich einmalig – ausschließlich im Kopfbereich. Sie hat damit einen besonderen Bezug zu Erkrankungen und Störungen im Kopfbereich, also auch zum Schlaganfall.
- Durch ihre Form erinnert die Schlange an die Wirbelsäule des menschlichen Körpers. Hier befindet sich das Rückenmark, neben dem Gehirn ein wichtiger Bestandteil des Zentralen Nervensystems.

Grundsätzlich lassen sich die landlebenden Giftschlangen in drei große Gruppen unterteilen: Giftvipern, Giftottern und Giftnattern. Dabei wirken die Gifte dieser drei Gruppen durchaus unterschiedlich:

- Das Gift der Giftvipern bewirkt eine Störung im Stoffwechsel. Es ist ein Zellgift, das Gewebetod verursacht.
- Das Gift der Giftottern, zu denen Crotalus (Wald-Klapperschlange) und Lachesis (Buschmeisterschlange) zählen, bewirkt eine Gerinnungsstörung.
- Nattern schließlich enthalten curareähnliche Nervengifte, welche Störungen im Nervensystem, v. a. Lähmungen, verursachen.

Das Präparat Naja comp. besteht aus Vertretern der Ottern, Vipern und Nattern. So werden alle drei Giftbereiche – Blutvergiftung, Nervengift und Zellgift – der unterschiedlichen Schlangenarten erfasst. Es scheint durchaus sinnvoll, gerade beim Schlaganfall ein Arzneimittel einzusetzen, das die verschiedenen Ebenen des Organismus anspricht. Denn auch der Schlaganfall ist, wie auf den letzten Seiten beschrieben, ein äußerst komplexes Geschehen, das eine Störung

aller drei Ebenen – Zelle, Nervengewebe und Blut – bewirkt.
Neben der gewaltigen Zerstörungskraft sind Schlangen durch eine unbändige Regenerationskraft gekennzeichnet. Zeichen der permanenten Erneuerung sind die für Schlangen charakteristischen Häutungen. Es verwundert nicht, dass gerade die Schlange durch diese Eigenschaft auch das Sinnbild der Heilung ist, so wie sie sich uns am Äskulapstab darstellt. Auf den Schlaganfall bezogen bedeutet dies, dass durch die Schlangengifte nach dem eigentlichen Infarkt die Regeneration bis ins Physische hinein unterstützt werden kann.

Die homöopathische Therapie mit *Tabacum*, *Arnica* oder *Helleborus*

Für die standardisierte Behandlungsstrategie wurden drei homöopathische Arzneimittel gewählt, die zahlreiche Beschwerden nach einem Schlaganfall abdecken.

Tabacum (*Nicotiana tabacum*)

Bei den Anwendungen des homöopathischen Mittels aus der Tabakpflanze braucht man nicht lange überlegen. Es hat sich in der Schlaganfallbehandlung besonders bei Menschen bewährt, die rauchen oder geraucht haben.

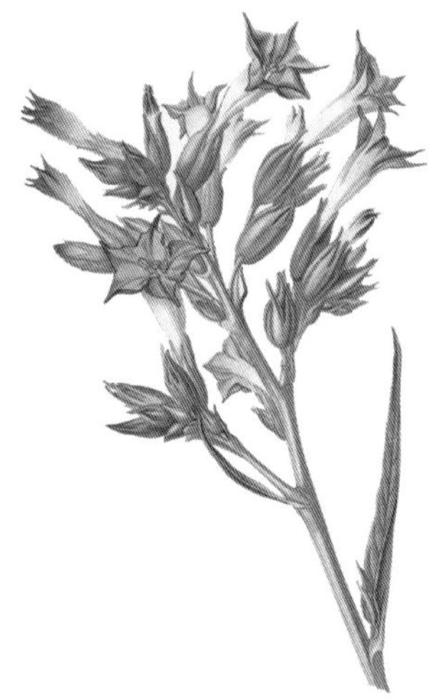

Tabak (Nicotiana tabacum)

Der typische *Tabacum*-Patient ist schlank, hager bis ausgemergelt. Aufgrund von Gefäßerkrankungen hat er Atemstörungen, ist vorgealtert, nervös und hektisch. Eine Arteriosklerose liegt vor. Der Blutdruck ist hoch, der Patient jedoch – anders als der *Arnica*-Patient – blass. Man spricht

hier von einem „weißen“ Blutdruck. Gleichzeitig kann es auch zu niedrigem Blutdruck kommen. Typische Beschwerden sind Herzklopfen, Zittern, Blässe, Gefäßkrämpfe, Kaltschweißigkeit, Übelkeit. Eine Durchfallneigung ist möglich.
Tabacum bewährt sich häufig selbst in aussichtslos erscheinenden Fällen.
Die Beschwerden verschlechtern sich durch das Augenöffnen und durch Bewegung, sie bessern sich durch frische Luft.
Anthroposophisch betrachtet handelt es sich hier um einen „Kopf-Menschen“, bei dem der Kopf zu dominant ist und auf das rhythmische System übergreift.

Arnica montana

Arnica, Bergwohlverleih, ist eine große Wundpflanze. Sie hat einen engen Bezug zum Blut und zu den Blutgefäßen und wird in der Pflanzenheilkunde bei Prellungen, Verstauchungen und Blutergüssen eingesetzt. Beim Schlaganfall ist *Arnica* das Mittel der Wahl, wenn es zu einer Gehirnblutung kommt.
Beim „weißen“ Schlaganfall wird *Arnica* eingesetzt, wenn die Patienten in ihrem Verhalten den

typischen Merkmalen der homöopathisch potenzierten *Arnica* – hier offenbaren sich stets gewisse Gemütssymptome – entsprechen. Dazu zählt, dass die Patienten ärztliche Hilfe verweigern und das Gefühl haben, alles wäre mit ihnen in Ordnung, oder sie sagen, ihnen fehle nichts. Im medizinischen Fachjargon spricht man von einer Anosognosie. Häufig wollen die Patienten so bald wie möglich wieder arbeiten.

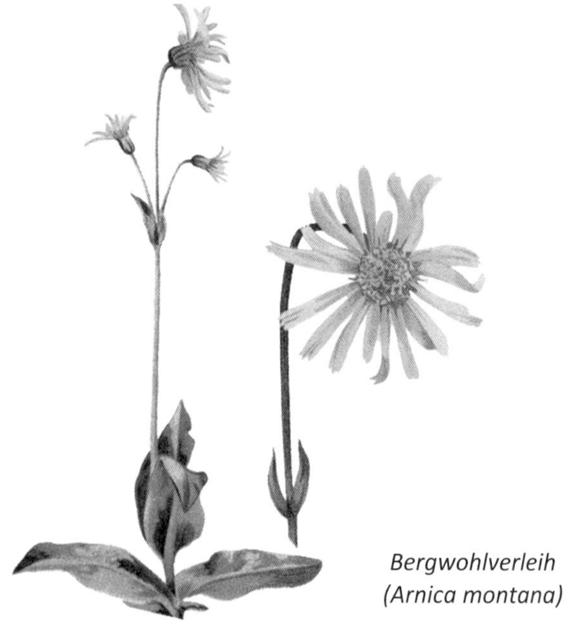

Bergwohlverleih (Arnica montana)

Arnica-Patienten neigen häufig zu Bluthochdruck mit einem roten Gesicht. Nicht selten gibt es einen Herzinfarkt in der Vorgeschichte. Die Patienten wollen ihre Arbeit schaffen und nehmen keine Rücksicht auf ihren Körper.
Ein wichtiger Hinweis auf *Arnica* ist ein Zerschlagenheitsgefühl am ganzen Körper, auch kann eine starke Berührungsempfindlichkeit vorliegen. Der Kopf ist heiß, die Extremitäten sind kalt, der Puls ist häufig voll und hüpfend.
Anthroposophisch steht hier im Mittelpunkt der athletische Mensch mit seiner Betonung der Mitte, des Brustkorbes als sichtbarer Dominanz des Rhythmischen Systems.

Zu *Arnica montana* gibt es, ebenfalls durch die Arbeit der Carstens-Stiftung, Metaanalysen, die zeigen, dass die Pflanze in homöopathischer Dosierung bei Weichteilverletzungen eine bedeutende Hilfe sein kann. Ihr Einsatz bei Gefäßverletzungen kann also heutzutage uneingeschränkt empfohlen werden. Weitere Hinweise finden Sie bei A. Kerckhoff, J. Wilkens: *Wundheilung*. Essen: KVC Verlag, 2. Auflage 2014.

Helleborus niger

Helleborus niger ist als bedeutsames Mittel in der Schlaganfalltherapie schon den Griechen bekannt gewesen, aber erst von Paracelsus energisch zur Behandlung dieser Erkrankung eingefordert worden.
Tatsächlich konnte diese Erfahrung in den letzten Jahren nachdrücklich bestätigt werden.

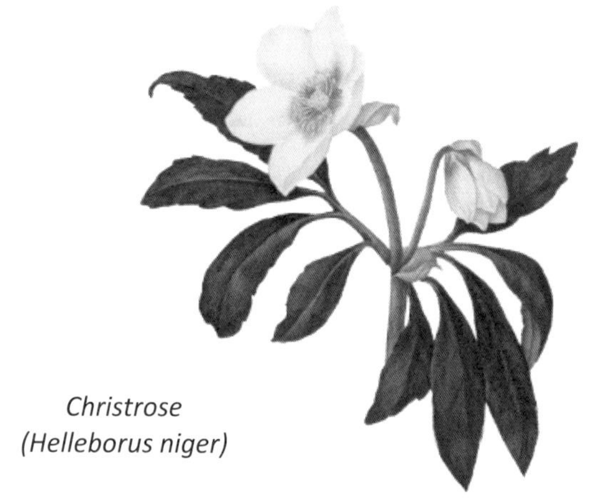

Christrose (Helleborus niger)

Helleborus niger empfiehlt sich dabei vor allem für den „Stoffwechseltypus", das sind Menschen, die eher dicklich sind, behäbig auftreten und nach einem Schlaganfall noch schläfriger und müder wirken, kaum noch sprechen können

oder wollen. Weitere Merkmale sind schnarchende Atmung, wenige, eher automatische Bewegungen der Extremitäten, schwer depressiver Gesamteindruck, Heimwehneigung.
Die Patienten wirken geistig abwesend, benommen und stumpf. Alle Sinne wirken betäubt, wie „unter Opium oder Opiaten". Bewährt hat sich auch der Einsatz bei einem Schlaganfall nach einer Gehirnoperation oder einem Hirntumor sowie bei epileptischen Anfällen nach einem Schlaganfall.

Die drei Konstitutionen

Der Psychiater Prof. Dr. Ernst Kretschmer (1888–1964) entwickelte zu Beginn des 20. Jahrhunderts eine Typenlehre, aus der er wertvolle Behandlungsansätze für seine Patienten ableitete. Die drei charakteristischen Patientenkonstitutionen für *Tabacum, Arnica* und *Helleborus* entsprechen in gewisser Weise den Konstitutionstypen von Kretschmer:
- Asthenischer Typ → Tabacum, „Kopf-Mensch"
- Athletischer Typ → Arnica, „Brust-Mensch!
- Pyknischer Typ → Helleborus, „Bauch-Mensch"

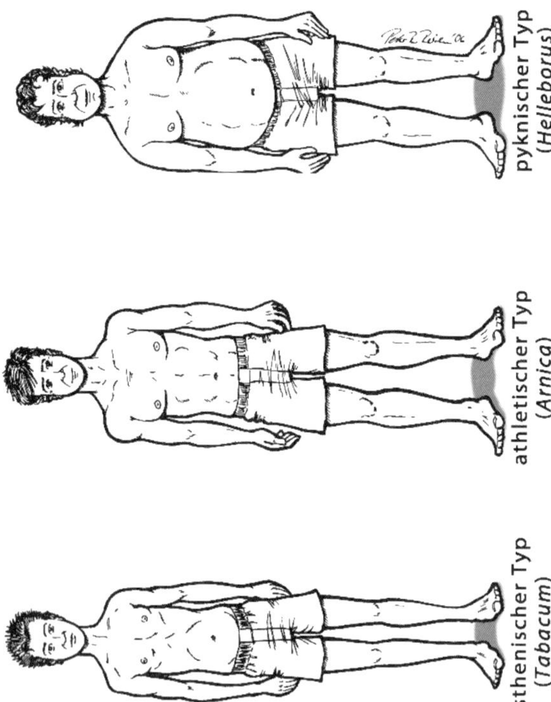
asthenischer Typ
(*Tabacum*)
athletischer Typ
(*Arnica*)
pyknischer Typ
(*Helleborus*)

Fallbeispiele

1. Naja comp. + *Tabacum*

80-jähriger Patient mit einer kompletten Halbseitenlähmung

Der Patient erlitt einen Schlaganfall mit kompletter Sprachlähmung und kompletter schlaffer Halbseitenlähmung rechts.
Aus der Vorgeschichte sind bereits zwei leichtere Schlaganfälle bekannt. Seit drei Jahren besteht eine dialysepflichtige Niereninsuffizienz.
Der Patient ist starker Raucher. Er leidet unter Raucherhusten und starker Atemnot. Stark abgemagerte Gestalt.

Verordnung: Naja comp. und *Tabacum* D20 aufgrund der Raucheranamnese bei passender hagerer Gestalt und Atemnot.

Verlauf: Der Patient vermag unter regelmäßiger Anwendung der Physio- und Ergotherapie alsbald auch längere Strecken recht sicher zu gehen. Bezüglich der anfänglichen Atemnot erholt er sich zügig. Die Sprachstörungen bilden sich deutlich zurück, so dass ein kleines Gespräch wieder möglich wird und das Sprachverständnis sich wesentlich gebessert zeigt. Statt des zunächst drohenden Pflegeheimes ist nach fünf Wochen der Therapie nun die weitere häusliche Versorgung mit geringem Pflegeaufwand möglich geworden.

2. Naja comp. + *Arnica*

88-jährige Patientin, die eine Hirnblutung mit Halbseitenlähmung (Hemiparese) rechts und Sprachstörungen (Aphasie) erlitten hat

Die Patientin ist bettlägerig, ein Gespräch aufgrund der Sprachstörungen nicht möglich. Bis zu ihrer Erkrankung war sie noch recht aktiv und hatte ihr ganzes Leben lang als Landwirtin durchgearbeitet. Zum Arzt sei sie kaum gegangen und erst durch die Erkrankung zu einem Krankenhausaufenthalt gezwungen worden. Seit vielen Jahren liegt eine Blutdruckerhöhung vor. Trotz des hohen Alters hat sie eine kraftvolle Gestalt.

Verordnung: Naja comp. und *Arnica* D12 aufgrund der athletischen Gestalt und des Bluthochdrucks. Dazu intensive physio- und ergotherapeutische Behandlung, Logopädie, rhythmische Massagen.

Verlauf: Im Verlauf von drei Wochen lassen sich deutliche Verbesserungen erkennen. Die Patientin spricht nun wieder Worte und kann sogar einige Sätze komplett sprechen sowie erste Worte lesen. Sie kann sich wieder hinsetzen und hinstellen. Erste aktive Beinbewegungen sowie Armbewegungen sind möglich. Einen Trinkbecher vermag sie nun selbst zum Mund zu führen. Sie ist nicht mehr bettlägerig und bewegt sich bei recht guter Rumpfstabilität im Rollstuhl.

3. Naja comp. + *Helleborus*

78-jähriger Patient mit einem Schlaganfall der linken Seite

Bei dem Patienten ist drei Wochen vor der Aufnahme eine komplette schlaffe Lähmung der linken Seite aufgetreten. In der CT-Untersuchung des Kopfes findet sich eine frische Infarktzone der rechten Gehirnhälfte. Bei dem Patienten ist zudem vor einigen Jahren ein Prostatakarzinom operiert worden. Seit dem Schlaganfall spricht der Patient kaum noch bzw. oft erst viele Sekunden nach einer gestellten Frage. Er ist extrem verlangsamt. Wenn seine Angehörigen das Zimmer verlassen, weint er. Seine Frau berichtet von Heimweh und tiefer Traurigkeit.

Verordnung: Der Schlaganfall an sich bedarf der Behandlung mit Naja comp. Heimweh, die massive Verlangsamung und die Depression weisen auf *Helleborus niger* hin.

Verlauf: Im rehabilitativen Verlauf lassen sich alsbald rasche Fortschritte erzielen. Der Patient wird wacher, motivierter und sehr viel aktiver in der Beübung. Durch die Ergo- und Physiotherapie) vermag er nach drei Wochen erste Schritte mit wenig Hilfe zu machen, und auch der Arm entwickelt sich erfreulich.
Ausführliche Hinweise zur Bedeutung der Christrose in der Therapie finden sich in dem Buch des Autors:

Johannes Wilkens: *Die Heilkraft der Christrose.* Aarau: AT Verlag 2014

Sonstige Verfahren der anthroposophischen Medizin

Da in diesem Ratgeber die anthroposophische Medizin einen breiten Raum einnimmt, möchten wir im Folgenden noch kurz auf andere anthroposophische Therapieverfahren zu sprechen kommen.

Rhythmische Massage

Die Rhythmische Massage ist eine in ihrer Wirksamkeit und Griffqualität erweiterte Form der klassischen Massage. Sie wirkt primär auf den Flüssigkeitsstrom im Unterhautzellgewebe, hier Blut und Lymphe. Die Rhythmische Massage wird immer auf den einzelnen Patienten modifiziert und angepasst. Durch die speziellen Griffe geschulter Therapeuten unterstützt die Rhythmische Massage das ungehinderte rhythmische Fließen der Körperflüssigkeiten. Sie regt somit die Selbstheilungskräfte an. In der Nachruhe reagiert der Organismus auf die Behandlung. Weitere Informationen finden Sie hier:
www.rhythmischemassage.com

Massagen mit heilenden Ölen

Besonders geeignete Öle zur Behandlung von Schlaganfallpatienten sind z. B. Arnica-Massage-Öl (Weleda) oder Johanniskrautöl (WALA). Bei Unruhe, Nervosität, Nervenschmerzen und Einschlafstörungen eignet sich eine Nacken- oder Rückenmassage mit Lavendelöl (WALA).
Bei starken Schmerzen hilft häufig Aconit-Schmerzöl (WALA).

Vorsicht! Falls eine Allergie gegen Arnica, Johanniskraut oder Lavendel besteht, dürfen die Öle nicht angewendet werden.

Öldispersionsbäder

Eine weitere sehr gute Behandlungsmöglichkeit – ebenfalls aus der anthroposophischen Medizin – sind Öldispersions- oder Jungebäder. Mit Hilfe eines speziellen Öldispersionsgerätes (Glaskolben) wird Heilpflanzenöl homogen mit dem Badewasser gemischt und hat dadurch eine weitaus tiefgreifendere Wirkung, als wenn das Öl lediglich dem Badewasser beigefügt wird.

Das Öldispersionsgerät kann auch zu Hause eingesetzt werden. Die qualitativ besten Geräte werden von der Firma Jungebad angeboten (Infos unter www.jungebad.com oder unter www.wandil.de).

Heileurythmie

Beim gesunden Menschen wirken die Kräfte der körperlichen, seelischen und geistig-individuellen Ebene harmonisch ineinander. Eine Erkrankung ist eine Störung dieser Kräftekonstellation. Bei der Heileurythmie handelt es sich um Bewegungsübungen – in Bewegung umgewandelte Laute unserer Sprache –, die dabei helfen, die körperliche, seelische und geistig-individuelle Ebene wieder in ein gesundes Gleichgewicht zu bringen. Der Patient kann in therapeutischer Begleitung den Heilungsprozess selbst aktiv mitgestalten. Weitere Informationen finden Sie hier: www.berufsverband-heileurythmie.de

Die Hinweise ab Seite 91 des Ratgebers sind für Ihren Arzt. Sie können das Blatt ausschneiden oder die beiden Seiten kopieren. Legen Sie die Hinweise Ihrem Arzt vor und bitten Sie ihn um einen Therapieversuch.

Wissenschaftliche Literatur

Fraser GE et al: Nut Consumption, Lipids and Risk of a Coronary Event. Clin Cardiol. 1999; 22, Suppl. III: 11–15.

Hooper L et al: Dietary fat intake and prevention of cardiovascular disease: systematic review. BMJ. 2001; 322: 757–763.

Lee W et al: Long-term effects of green tea ingestion on atherosclerotic biological markers in smokers, in Clinical Biochemistry. 2005; 38 (1): 84–87.

Mozaffarian D et al: Fish Intake and Risk of Incident Atrial Fibrillation. Circulation. 2004; 110 (4): 368–373.

Mukamal KJ et al: Alcohol and Risk for Ischemic Stroke in Men: The Role of Drinking Patterns and Usual Beverage. Annals of Internal Medicine. 2005; 142 (1): 11–19.

Wilkens J et al.: Vergleichende Untersuchung zur Behandlung des Schlaganfalls mit homöopathischen und anthroposophischen Arzneimitteln in einer geriatrischen Reha-Klinik. Erfahrungsheilkunde. 2002; 51 (6): 397–404.

Wilkens J et al.: Eine nicht-randomisierte Studie zur Behandlung des apoplektischen Insults mit einem anthroposophischen Kompositionsmittel Naja comp®. Der Merkurstab. 2008; 1: 54–62.

Wilkens J et al.: Schlangengifte in der Behandlung des Schlaganfalls bei geriatrischen Patienten in der Rehabilitationsphase. Die Naturheilkunde. 2013; 4: 11–15.

Wilkens J: Nikotiana tabacum in homöopathischer Potenzierung in seinen praktischen Möglichkeiten. Der Merkurstab. 2002; 5: 393-403.

Die Autorin

Dr. Annette Kerckhoff, BSc Komplementärmedizin und European Master of Health Promotion, Lehrbeauftragte für naturheilkundliche Selbsthilfestrategien, Phytotherapie und Medizingeschichte, ist seit fast zwei Jahrzehnten auf die laienverständliche Vermittlung von Gesundheitswissen und Selbsthilfemaßnahmen spezialisiert. Sie hat zahlreiche Ratgeber und Patienteninformationen geschrieben und arbeitet als Autorin für Natur und Medizin.

Der Autor

Dr. Johannes Wilkens studierte Theologie und Humanmedizin. Seine Doktorarbeit über Arnica montana führte er mit Unterstützung der Carstens-Stiftung durch. Er ist Ärztlicher Direktor der Alexander von Humboldtklinik Bad Steben. In die Klinik integriert ist seine private Praxis für klassische Homöopathie und Anthroposophische Medizin. Schwerpunkte der Praxis sind neben der Onkologie auch neurologische Leiden wie Multiple Sklerose, Parkinson und Schlaganfall.

Schwerpunkt seiner regen Forschungsarbeit sind Behandlungskonzepte für die großen Volkskrankheiten. Er ist Autor von zahlreichen Büchern zur Behandlung des Schlaganfalls und zur Misteltherapie.

Hinweise für den behandelnden Arzt

Sowohl in der Akutphase als auch in der Nachbehandlung des Schlaganfalls kann folgende komplementärmedizinische Therapie den Heilungsverlauf günstig beeinflussen.

Naja comp. s. c. 2x/Woche, maximal über die Dauer von 6 Wochen.

Parallel dazu soll eines der drei folgenden homöopathischen Arzneimittel gegeben werden:

Tabacum D20: 5 Globuli oder noch besser als Injektion 1 x täglich beim ischämischen Insult → verbessert die Hypoxie des Gewebes
oder
Arnica D12: 5 Globuli 1 x täglich beim hämorrhagischen Insult
→ verbessert die Fehldurchblutung
oder
Helleborus D6: 5 Globuli 3 x täglich bei Lähmung und Verlangsamung
→ verbessert die Liquorströmung

Nach den bisherigen Erfahrungen kann mit diesem Konzept eine gute Wirksamkeit auf die Folgen eines Schlaganfalls belegt werden. Relevante Nebenwirkungen traten unter Naja comp. als s. c. Injektion bisher nicht auf, wenn das Mittel maximal sechs bis acht Wochen gegeben wurde.
Danach ist keine entscheidende Verbesserung mehr zu erwarten, außerdem können dann auch in Einzelfällen allergische Hauterscheinungen auftreten.

Die Buchreihe *Was tun bei ...* im KVC Verlag

Alkoholabhängigkeit – Homöopathie und Komplementärmedizin

Bluthochdruck – Mind-Body-Medizin und Naturheilkunde

Colitis ulcerosa und Morbus Crohn – Naturheilkunde und Integrative Medizin

Demenz – Vorbeugung und Selbsthilfe

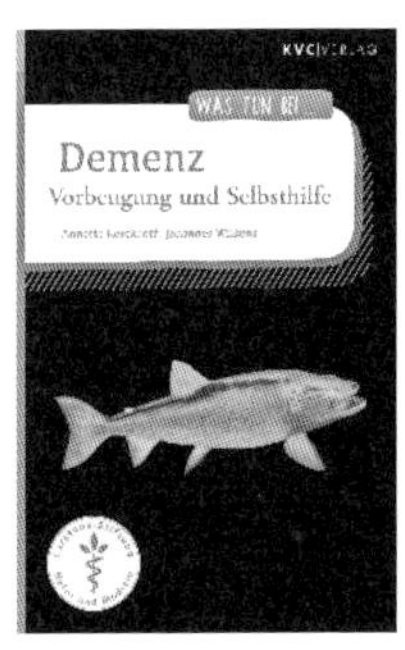

Depression – Homöopathie und Komplementärmedizin

Diagnose Krebs – Homöopathie und Schüßler Salze

Endometriose – Homöopathie und Naturheilkunde

Grauer Star und Altersweitsichtigkeit

Grippe und Infekte – Vorbeugung und Selbsthilfe

Heilfasten

Heuschnupfen – Homöopahtie und Naturheilkunde

Kopfschmerzen von Kindern

Mittelohrentzündung – Homöopathie und Naturheilkunde

Nackenschmerzen – Naturheilkunde und Selbsthilfe

Nagelpilz – Selbsthilfe und Naturheilkunde

Nasennebenhöhlenentzündung – Naturheilkunde und Homöopathie

Osteoporose – Vorbeugung und Selbsthilfe

Parkinson – Selbsthilfe und Komplementärmedizin

Prüfungsangst – Selbsthilfe und Naturheilkunde

Raucherentwöhnung

Rheuma – Naturheilkundliche Therapie

Schlafstörungen – Selbsthilfe und Schlaftypen

Schlaganfall – Vorbeugung und Nachbehandlung

Schmerzen – Akupressur, Homöopathie und Naturheilkunde

Trockene Augen – Naturheilkundliche Selbsthilfe

Krebs und therapiebedingte Nebenwirkungen – Selbsthilfestrategien und wertvolle Tipps

Wechseljahresbeschwerden

Wundheilung nach Operationen